I0481004

Hallo Mediziner, Politiker und Andere…

Wie wäre es mit Aspirin, Heparin,
Kortison & Co. vom Hausarzt?
Frühzeitige Behandlung von Covid-19
statt Shutdown und Quarantäne!

Maria Vesuvio

Hallo Mediziner, Politiker und Andere…

Hallo Mediziner, Politiker und Andere...

WIDMUNG

Dieses Buch widme ich meinen Eltern, die mir so viel über Medizin beigebracht haben!

Hallo Mediziner, Politiker und Andere…

INHALT

VORWORT

Die Hintergründe aller getroffenen Entscheidungen, sowohl die politischer wie auch medizinischer Art, sind nicht immer ganz ersichtlich, manchmal auch gar nicht nachvollziehbar und teilweise sogar falsch.

Shutdown und Quarantäne, Insolvenzen, Kurzarbeit, viele Arbeitslose sowie auch leider eine hohe Zahl an Toten sind die Bilanz vieler Länder weltweit in der sogenannten Corona- Krise, die seit Dezember 2019 die Welt in Atem hält.

Bis die ganze **Weltbevölkerung** durchgeimpft sein wird, werden wahrscheinlich noch Jahre vergehen. Die Anzahl der gezählten Corona-Toten wird bis dahin vermutlich auf eine, hoffentlich nur niedrige, zwei-stellige Millionenzahl angestiegen sein, *falls nicht jetzt schon die existierenden wirksamen Medikamente zur frühzeitigen Behandlung eingesetzt werden.*

Durch ein anderes organisatorisches Konzept der Behandlung von an Covid-19 Erkrankten könnten Menschenleben gerettet und ein weiterer Shutdown verhindert werden, der das globale Wirtschaftssystem sowie die Existenzen vieler Menschen weltweit bedroht.

Als ich im Frühjahr des Jahres 2020 erkrankte, fanden bei einer Erkrankung der Atemwege gar keine persönlichen Untersuchungen statt.

Aus lauter Angst vor einer Verbreitung und Ansteckung mit dem neuartigen Corona- Virus innerhalb aller Arztpraxen, gab es zu dem Zeitpunkt gar keine Termine für kranke Menschen. Es wurden nach einer telefonischen Diagnose nur Arbeitsunfähigkeitsbescheinigungen an alle betroffenen Patienten versendet.

Dieses Vorgehen beruhte auf den Empfehlungen der WHO und natürlich auch des Robert- Koch Instituts in Deutschland.

Zahlreiche Länder weltweit haben ebenfalls so gehandelt. Kein Wunder, dass es zu vielen schwer Erkrankten und Toten gekommen ist! Wie sollen medizinische Laien es eigentlich schaffen, an sich selbst frühzeitig genug die vielleicht lebensgefährlichen Symptome zu erkennen?

In meinem Fall wurde von ärztlicher Seite lediglich die ungefährliche Diagnose „grippaler Infekt" nach einem kurzen Telefonat gestellt.

Eine nähere, persönliche Untersuchung, wie es normalerweise immer der Fall war, fand auch im späteren Verlauf meiner Krankheit nicht statt.

Ich sah mich auch nicht in Gefahr, da ich körperlich sehr fit war und viel Sport betrieb. Ich hatte auch keine der Vorerkrankungen, die laut der WHO und des Robert-Koch-Instituts zu Problemen bei einer Grippe oder Covid-19 führen konnten.

Der Verlauf meines angeblichen „grippalen Infektes" nahm jedoch leider während des späteren Krankheitsverlauf völlig andere Züge an, als ich jemals erwartet hätte. Allerdings deuteten meine Beschwerden auch nicht auf eine Infektion mit dem virulenten, neuen Erreger hin, wie sie bis dato beschrieben wurde.

Angeblich sollte das plötzlich aufgetauchte Corona Virus ja eine schwere Lungenentzündung auslösen…

Offensichtlich hatte bisher noch niemand weltweit die wirklich *hauptsächlich verantwortlichen Auswirkungen des Virus für einen schweren Verlauf bemerkt…*

Glücklicherweise habe ich genau die beiden *besonders gefährlichen Symptome* einer Infektion mit dem neuen Er reger während meines sich verschlechternden Krankheitsverlaufs richtig erkannt, ohne es damals überhaupt zu wissen! Wenn ich nicht in einer Familie mit mehreren Medizinern aufgewachsen wäre, hätte ich sie überhaupt nicht bemerkt und wäre eventuell über Nacht verstorben... wie schon andere zuvor!

Nachdem ich meine total unerwartete Erkrankung überstanden hatte, habe ich selbstverständlich meinen Hausarzt über meine nicht nur seltsamen, sondern lebensgefährlichen Symptome informiert sowie natürlich auch über meine „Selbst- Medikation".

Ich habe nämlich die plötzlich über Nacht bei mir aufgetretenen Probleme mit Medikamenten bekämpft, die ich, Gott sei Dank, zuhause zur Verfügung hatte.

Damals konnte er sich zwar keinen Reim darauf machen, hörte mir jedoch sehr aufmerksam zu.

Seitdem sind schon viele Monate vergangen, meine damaligen Probleme sind inzwischen weltweit bekannt als häufig auftretende Covid-19 Symptome, die zu einem sehr schweren oder sogar tödlichen Verlauf führen können.

Ähnlich wirkende Arzneimittel, wie die von mir genutzten, werden seit Mitte 2020 auch in Krankenhäusern eingesetzt. Leider ist die Krankheit dann schon oft weit vorangeschritten, dass sie kaum noch behandelbar ist...

Warum wird überhaupt so lange gewartet?

Eine Untersuchung und auch eine Behandlung von Erkrankten wären doch auch schon *vor* der Einweisung in ein Krankenhaus machbar!

Stattdessen wird eine Quarantäne verhängt und die Menschen sind sich selbst überlassen!

Mein Hausarzt erinnert sich an alles, was ich ihm damals berichtete und seine Patienten erhalten sowohl individuelle Untersuchungen wie auch die passenden Medikamente.

Leider ist seine Vorgehensweise sehr selten und das sollte sich ändern!

DAS VIRUS

Die ersten offiziellen Krankheits- und Todesfälle in Zusammenhang mit einem neuartigen Corona- Virus tauchten im Dezember 2019 in der Metropole Wuhan in China auf.

Sie traten laut chinesischen Quellen zuerst bei Besuchern eines Marktes auf, auf dem Tiere aller Art zum Verzehr angeboten wurden.

Es fanden sich dort beispielsweise Schlangen, Krokodile, Schuppentiere, Marderhunde und sogar Fledermäuse.

Diese Großstadt beherbergt außerdem auch noch ein riesiges Hochsicherheitslabor, mit dem langen Namen „Institut für Virologie Wuhan/ Chinesische Akademie der Wissenschaften".

In dieser Einrichtung werden ganz offiziell unzählige tödliche Bakterien und auch Viren zu reinen Forschungszwecken "aufbewahrt".

Wissenschaftler gaben dem plötzlich aufgetauchten, neuartigem Corona- Virus den Namen SARS- CoV-2 und die Krankheit, die es verursachte, nannte man Covid-19.

Zu Beginn der sich Monate später weltweit ausbreitenden Pandemie, wusste man noch sehr wenig über das potenziell tödliche neue Virus, das als Auslöser einer schweren Lungenkrankheit beschrieben wurde. Im Laufe des Jahres 2020 wurde dann bekannt, dass dem keineswegs so ist, und prinzipiell auch *alle* lebenswichtigen Organe befallen werden konnten.

WAS VERURSACHT ES?

Nachfolgend ist hier die kurze und wissenschaftliche Zusammenfassung dessen, was das Corona Virus in dem menschlichen Körper anrichtet und wie:

Es dringt über die **Atemwege in den Körper ein, und über die Blutbahn und „Endothel- Zellen"** gelangt es in die Organe.

Dort kann es die Zellschicht der vorhandenen „Endothel- Zellen" an der Innenfläche der dortigen **Blut- und Lymphgefäße** beschädigen oder sogar völlig zerstören und eine **Entzündung** entsteht. Diese wichtigen Zellen können dann **keinen oder kaum noch Sauerstoff** und Nährstoffe in die Organe leiten.

Es kann so zu sehr schweren Herz-Kreislauf-Problemen und Organversagen kommen.

Forscher haben Menschen obduziert, die an Covid-19 gestorben sind und in den Gefäßen verschiedener Organe auch viele **Blutgerinnsel** entdeckt. Außerdem entdeckten sie **Entzündungen** der Gefäßinnenhaut.

Diese **Endothel-Zellen** sind zusätzlich noch an der **Steuerung des Blutdrucks, des Blutflusses und der Blutgerinnung beteiligt.**

Sogar Allergien aller Art könnten zu einem Problem bei den Infizierten führen, da das Immunsystem von Allergikern nicht hundertprozentig richtig reagiert und dessen **Überreaktionen** einen lebensgefährlichen **Zytokin-Sturm** auslösen können.

Grundsätzlich kann der Erreger Menschen aller Altersgruppen befallen.

Ältere Senioren und natürlich auch junge Menschen mit Vorerkrankungen können sterben!

Es kann bei absolut *jedem* Menschen zu noch nicht absehbaren Folgeschäden kommen!

Eine *frühzeitige Behandlung* der Patienten durch einen Hausarzt könnte die *lebensgefährlichen Blutgerinnsel und den Zytokin- Sturm* verhindern, wenn sie zu *Beginn und während* der Erkrankung durchgeführt wird.

Es darf nicht gewartet werden, bis der Patient in ein Krankenhaus muss!

WAS KANN GETAN WERDEN?

Vielleicht sollten alle Hausärzte persönliche Behandlungen der Patienten vornehmen, anstatt nur telefonische Diagnosen zu stellen, die Arbeitsunfähigkeitsbescheinigungen über sieben Tage per Post zu versenden und die Kranken einfach ohne weitere Betreuung in Quarantäne zu schicken?

Vielleicht sollten alle Patienten besser über die drohenden Risiken bezüglich der gefährlichen Blutgerinnsel und des möglichen Zytokin- Sturms aufgeklärt werden?

Gefährliche Thrombosen und Embolien entstehen durch kleine, geronnene Blutpartikel, die dann auch einen Herzinfarkt, Schlaganfall oder eine Lungenembolie auslösen können. Wie schnell das Blut einen solch gefährlich hohen Gerinnungsfaktor annehmen kann, ist individuell sehr unterschiedlich.

Jeder Mensch hat seine eigenen Norm- Werte.

Bei manchen Personen liegen sie standartmäßig höher als bei anderen und könnten deshalb schneller zu einem gefährlichen Verlauf führen.

Wer kennt schon seine eigenen Norm- Werte, um seine Gefährdung abschätzen zu können?

Der Blutdruck erhöht sich wegen des stark verdickten Blutes in den Adern und den Venen, weil das Herz mehr Kraft aufwenden muss, um es durch den Körper zu transportieren.

Ältere Senioren sind besonders oft schwer betroffen, da sie zum einen altersbedingte Vorerkrankungen haben und zum anderen bewegen sie sich bedeutend weniger als junge Menschen und trinken auch häufig viel zu wenig, was ebenfalls die Bildung von Blutgerinnseln fördert.

Der Zytokin- Sturm ist eine sehr heftige Überreaktion des Immunsystems auf einen Erreger und kann zu Entzündungen im gesamten Körper führen.

Er kann bei allen möglichen Krankheiten auftreten, nicht nur bei einer Infektion mit SARS-CoV-2.

Vielleicht sollten schon in allen Arztpraxen Untersuchungen stattfinden, um frühzeitig genug die Blutgerinnung– und Entzündungsfaktoren der Patienten festzustellen und vom Hausarzt passende Medikamente verschrieben werden?

In Krankenhäusern wird seit einiger Zeit sehr häufig *Heparin, ein Blutverdünner und Dexamethason, ein Kortison Präparat,* mit Erfolg bei Covid-19 Patienten eingesetzt. Allerdings ist die Krankheit bei einigen Personen schon so weit vorangeschritten, dass die Hilfe häufig zu spät kommt.

Zu Beginn einer Erkrankung würde wahrscheinlich, wie bei mir auch, Aspirin ebenso gut helfen.

Es gibt mehr als genug Medikamente, die Blut verdünnen können. Aspirin ist nur eines davon.

Kortison ist sicherlich nicht bei jedem Patienten vonnöten, aber die einfache Kontrolle der CRP-Werte (Entzündungswerte) zu Beginn und auch während der Krankheit, könnte Hinweise auf den jeweiligen Entzündungsstatus des Patienten geben.

Weltweit wird geforscht, um passende Viren-Hemmer zu finden, aber wieso versucht man, Erkrankte mit Ebola- und Malaria Viren- Hemmern zu behandeln?

Gemeint sind die Präparate Remdesivir und Chloroquin oder Hydroxychloroquin.

Der Ebola- Erreger sieht aus wie ein "Wurm" und wird nicht durch die Luft übertragen.

Malaria wird per Mückenstich weitergegeben und der Aufbau des Virus ist ebenfalls ein völlig anderer.

Vielleicht sollten zukünftig ebenfalls Grippe-Viren-Hemmer eingesetzt werden, da der Aufbau der Influenza-Viren denen von Corona-Viren äußerlich bedeutend ähnlicher ist und beide Erreger schwere Atemwegserkrankungen hervorrufen können?

In Vitro funktioniert es!

Schauen Sie sich im Internet einmal die Fotos der verschiedenen Erreger an – Sie werden erstaunt sein!

Die Durchführung aller Untersuchungen wäre nur eine Frage der Organisation - Schutzanzüge für alle Angestellten kann es auch in einer normalen Arztpraxis geben, nicht nur in den Krankenhäusern.

Ebenso könnten auch besondere Empfangszeiten für an Covid-19 Erkrankte eingerichtet werden, um Ansteckungsrisiken für andere Patienten auszuschließen.

Natürlich müssten sich alle Menschen bis zu der Durchsetzung und Prüfung dieser Idee immer noch rücksichtsvoll verhalten. Eine Weiterverbreitung des neuen Virus wäre für die Schwächsten vielleicht tödlich, da die Krankheit schnell voranschreiten kann!

Auf jeden Fall kann man nicht einfach so weiter machen wie bisher!

Es reicht definitiv nicht aus, die Menschen nur in häusliche Quarantäne zu schicken und sich dann selbst zu überlassen!

Eine frühzeitige Behandlung der Covid-19 Patienten könnte Leben retten und die anderen Menschen vor einem drohenden wirtschaftlichen Kollaps bewahren!

DIE IMPFUNG

Weltweit wurde viel geforscht, um den virulenten Erreger bestmöglich in Schach halten zu können und viele verschiedene Unternehmen rund um den Globus stellten innerhalb von nur einigen Monaten komplett unbekannte Impfstoffe her.

Unterschiedliche Impfprojekte in diversen Ländern befanden sich Ende 2020 in finalen Phasen. Mögliche Langzeit- Nebenwirkungen konnten in der kurzen Zeit der Produktion und Testung der verschiedenen Vakzine logischerweise nicht festgestellt werden.

Die allererste genutzte Impfung der Welt mit dem Namen „Sputnik V" stammte aus Russland und wurde schon im Sommer 2020 dort verabreicht.

Er ist ein sogenannter Vektorimpfstoff.

Sputnik V beruht auf einer herkömmlichen Herstellungsweise.

Im Gegensatz zu dem Impfstoff von AstraZeneca, der auch *ein Vektorimpfstoff* ist, wird bei Sputnik V bei der ersten und zweiten Impfung ein *unterschiedlicher* Vektor als Träger genutzt. Das könnte ein Vorteil sein - denn der Körper entwickelt wohl auch gegen den Vektor Antikörper, was vermutlich die Wirkung eines Impfstoffes ausbremsen könnte, wenn dieser bei der ersten und zweiten Impfung denselben Träger hat.

Außerdem wird bei AstraZeneca der Schnupfen Virus eines Schimpansen als Träger genutzt, was ein erstmaliges Experiment ist und keiner kennt dessen Folgen!

Diverse Staaten, unter ihnen auch Deutschland, jubelten über eine neuartige „mRNA- Impfung", die eine

Gen-Sequenz des Spike- Protein, den „Schlüssel" des Virus zu unseren Körperzellen, in den Menschen befördern soll, um sie so zu immunisieren. Der menschliche Körper wird dann quasi selbst zu einer „Produktionsfabrik" der Spikes und vervielfältigt diese Sequenzen in unzähligen Mengen. Hoffentlich hat man keinen anderen, möglichen „Türöffner" des bisher völlig unerforschten Corona-Virus übersehen…

Die Herstellung ist angeblich relativ schnell zu bewerkstelligen, aber sowohl die Lagerung wie der Transport müssen bei extrem hohen Minus- Graden (- 70 Grad) stattfinden. Ein kompliziertes und teures Unterfangen, dass auch nicht für ärmere Länder gedacht ist.

Wie soll beispielsweise der arme, afrikanische Kontinent das organisieren können?

In China wurden relativ schnell von den dortigen Wissenschaftlern die schon seit dem Anbeginn aller Impfungen hergestellten Impfstoffe mit „toten Viren" hergestellt, die einen Schutz gegen das gesamte Corona Virus bieten sollen. Sie sind sie bei üblichen Temperaturen im Kühlschrank lagerbar und somit billiger. Leider dauert wohl die Herstellung länger.

Eine Vermehrung dieser „Viren" im menschlichen Körper ist nicht möglich, da sie ja schon tot sind. Für Allergiker sind sie sicher am besten geeignet.

Mögliche Mutationen des virulenten Corona- Virus, das um die Welt reist und sich an die genetischen Unterschiede der Menschen auf den verschiedenen Kontinenten anpasst, sind natürlich auch zu erwarten!

Aber egal, welche Impfung kommen wird, der einzelne Bürger wird sich das nicht aussuchen können, da dies auf Regierungsebene entschieden wird.

Wieso eigentlich…?

POLITISCHE ENTSCHEIDUNGEN

Natürlich sind auch alle Politiker sowie die Gerichte der Länder sind geforderter denn je! Hier folgen nur einige, einfache Fragen, die unbedingt zur öffentlichen Diskussion gestellt werden sollten:

Sind die telefonischen Krankschreibungen wirklich sinnvoll für Patienten? Wo liegt der Sinn?

Warum werden die in den Kliniken schon längst bewährten Behandlungsmethoden mit bekannten Pharmazeutika erst dort eingesetzt?

Weshalb werden die unzähligen Hausärzte nicht in die Behandlung von Covid-19 mit eingebunden?

Weshalb müssen Hotels und alle Restaurants schließen, während überfüllte Züge und auch die U-Bahnen weiterfahren?

Wo genau liegt eigentlich der Unterschied zwischen einem großen Kaufhaus und einem Kino, Theater oder der Oper?

Wieso sollen simple Stoffmasken getragen werden, die gar kein Virus abhalten können?

Wohin sollen diese teilweise wirklich fragwürdigen Entscheidungen führen und wie lange wird es dauern, bis die durch das neuartige Corona Virus ausgelöste Gefahrensituation aufgehoben werden kann?

Insolvenzen weiterer Unternehmen wären eine Katastrophe für alle Betroffenen und auch für die Staaten, die Soforthilfen und Kredite in hoher Milliardenhöhe vergeben haben.

Im allerschlimmsten Fall drohen ohne ein komplettes Umdenken und anderes Handeln noch viel mehr

Tote, unzählige Insolvenzen und somit auch noch Arbeitslose in ungeahnter Höhe.

Daraus resultieren wahrscheinliche Zwangsversteigerungen von Immobilien, Börsencrash und auch Bankenpleiten.

Selbst ein Staat kann Pleite gehen, wie ja schon die immensen Rettungshilfen für Staaten wie Spanien, Italien und Griechenland gezeigt haben.

Aber das sind nur einige…

Auch viele der „Homeschooling" Schüler und Studenten schaffen eventuell nicht alle dasselbe Lernpensum von zuhause aus.

Die Kulturschaffenden werden am Abgrund stehen.

Ganz zu schweigen von den möglichen, psychologischen Problemen, die ein Teil der Menschheit wegen eines Shutdown erleiden kann, wie beispielsweise Menschen in Pflegeheimen oder kleine Kinder, die den Sinn der Maßnahmen oft nicht verstehen können.

Die möglichen krankheitsbedingten Langzeitfolgen von ehemals Infizierten sind noch nicht abschätzbar.

Ebenso wäre es schrecklich, wenn Ärzte wegen zu vieler erkrankter Mitarbeitern oder voll belegter Intensivstationen in den Krankenhäusern über eine "Triage" entscheiden müssten. Der Sinn hinter dem Wort "Triage" bedeutet, dass eine „Auswahl" getroffen wird.

Letztendlich kann jeder von dieser „Auswahl" betroffen werden- auch ein völlig unerwarteter Autounfall, ein Schlaganfall oder ein Herzinfarkt kann eine sofortige Behandlung auf einer Intensivstation erfordern.

Wer wird in dem Fall eine lebenswichtige Hilfe erhalten, wenn es gar keine Intensivbetten oder das nötige Fachpersonal gibt?

Die Entscheidung über diese zu treffende „Auswahl" wirft im allerschlimmsten Fall die Frage auf:

Wer wird überleben und wer wird sterben…?

Durch ein anderes organisatorisches Konzept der Behandlung von an Covid-19 Erkrankten könnten Menschenleben gerettet und ein weiterer Shutdown verhindert werden, der das globale Wirtschaftssystem sowie die Existenzen vieler Menschen weltweit bedroht.

Hier folgt meine Geschichte…

JANUAR BIS MÄRZ

Es waren seit dem bestätigten Auftreten des Virus schon zahlreiche Menschen mit, an und wegen des Virus gestorben, während ein Teil der Welt zu Beginn des Jahres 2020 noch relativ unbeteiligt dabei zusah.

Auch in Deutschland war es nicht anders.

Ich lebe aktuell in der quirligen Millionenstadt Köln in Westdeutschland und bin schon sehr lange hauptberuflich in der Tourismusbranche tätig. Somit stehe ich in ständigem beruflichem Kontakt mit Menschen aus allen Teilen der Erde.

Im Januar 2020 fand in der Stadt die sich über mehrere Tage ziehende „Internationale Möbelmesse" statt und im Februar, wie jedes Jahr, auch die sogenannte „Internationale Süßwarenmesse." Beide Veranstaltungen sind sehr bekannte „Welt-Messen", die zigtausende Messe- Aussteller und Besucher aus allen möglichen Ländern der Erde anlocken. Die Kölner Hotels sind dann zu Höchstpreisen ausgebucht, die U-Bahnen voll mit Reisenden aus Asien, Südamerika und Europa. Die Restaurants und alle Geschäfte machen einen super Umsatz Dank der vielen Touristen und Geschäftsleuten.

Dasselbe gilt natürlich auch für die Karnevalswoche, die im Jahr 2020 kurz nach den Messen im Februar begonnen hat. Wie jedes Jahr kamen hunderttausende Feiernde in die Stadt, die dann eine Woche lang einen Ausnahmezustand erlebt.

Übrigens finden auch in vielen anderen Städten auf der ganzen Welt solch internationale Messen und Karnevalsfeiern statt.

Während wir, die Berufstätigen der Tourismus, Veranstaltungs- und Gastronomiebranche, unter ganz normalen Arbeitsbedingungen besonders viel zu tun hatten, wunderten sich meine Kollegen und auch ich selbst über eine ungewöhnlich hohe Anzahl erkrankter Gäste. Üblicherweise findet sich immer mal wieder ein kranker Gast, aber in diesem Jahr gab es gehäufte Krankheitsfälle. Zum Teil mussten die Erkrankten sogar in einem Krankenhaus aufgenommen werden.

Allerdings wurden die betroffenen Menschen meist schnell wieder auf eigenen Wunsch entlassen, da sie lieber in ihr Heimatland zurückreisen wollten, um sich dort in der Nähe ihrer Familie behandeln zu lassen.

Nachträglich betrachtet ist für mich klar, dass alles so kommen musste, wie es gekommen ist.

Das Corona-Virus hatte seine Weltreise mithilfe der vielen reisenden Menschen schon begonnen!

Zu Anfang des Jahres gab es kaum Empfehlungen oder gar Anweisungen von Seiten der Bundesregierung oder den Gesundheitsbehörden bezüglich eines besseren Schutzes vor dem virulenten Corona-Virus, das ja schon in China gewütet hatte, sich weiter in ganz Asien ausbreitete und auch vereinzelt schon auf europäischen Boden zu finden war.

Wie immer starteten tausende von Flugzeugen, um unzählige Menschen rund um den Globus zu befördern und jeder schien sich sicher vor einer Ansteckung zu fühlen.

Wieso sollte ein winzig kleines, nicht einmal sichtbares Virus die ganze Menschheit von ihrem normalen Leben abhalten?

So nahm die Pandemie ebenfalls in Deutschland an Fahrt auf, der auch ich mich nicht entziehen konnte.

09. BIS 12. MÄRZ 2020

Am Montag, den 09. März 2020, erwachte ich mit rasenden Kopfschmerzen, die sich im Laufe des Tages noch verstärkten und auch mehreren Ibuprofen 400 widersetzten.

In den Nachrichten des Radios verkündete der Moderator, dass Italien sich wegen zu vieler SARS-CoV-2 Infektionen zur Sperrzone erklärt hatte und eine Ausgangssperre verhängt hatte.

Der erste deutsche Staatsbürger war an den Folgen einer Corona-Virus Infektion verstorben.

Die fürchterlichen Buschfeuer in Australien waren leider immer noch nicht unter Kontrolle zu bringen. Tausende von Menschen waren von ihnen betroffen, und Millionen von Tieren schon verbrannt.

In Irland wurden alle Paraden zum St. Patricks Day landesweit abgesagt.

Trotzdem versuchte ich meinen Arbeitstag so normal wie nur möglich anzugehen, jedoch machte mir der Schmerz in meinem Kopf den Tag zur Hölle. Ich hatte Schwierigkeiten mich auf simple Routineaufgaben zu konzentrieren. Jedes einzelne Mal, wenn das Telefon auf meinem Schreibtisch klingelte, durchfuhr eine Art Blitz-Schmerz mein Gehirn.

Als der Abend endlich nahte, war ich überglücklich nach Hause gehen zu können.

Völlig erschlagen von dem Tag, wünschte ich mir selbst nur noch eine ruhige, erholsame Nacht und ließ sogar das Abendessen ausfallen.

Um 19 Uhr legte ich mich zu Bett und schaute bis zum ersehnten Schlaf einen Film, der mir auch tatsächlich dabei half, ins Reich der Träume zu gleiten.

Dummerweise verspürte ich die Nacht über einen extrem starken Harndrang, der mich sogar mehrmals aufwachen ließ, um in mein Badezimmer zu laufen. Ich konnte es kaum glauben und fragte mich, woher denn die ganze Flüssigkeit, die ich ausschied, kam!?

Ich hatte tagsüber nicht mehr getrunken als an anderen Tagen und schlief normalerweise die Nacht immer durch!

Nach dieser unerwartet kurzen Nachtruhe erwachte ich am Morgen des 10. März 2020 ohne einen Hauch von Kopfschmerz, aber das erste Niesen nach meinem Aufstehen war nur der Beginn einer Serie mit über einhundert Folgen, die sich über den gesamten Tag zog.

Da ich ein Einzelbüro hatte, brauchten sich die Kollegen keine Sorgen wegen einer Ansteckung zu machen und ich arbeitete einfach so normal wie möglich weiter.

Der Drang, Wasser zu lassen, war zu meinem Bedauern noch genauso stark wie in der Nacht zuvor, und ich dachte kurz an eine Blasenentzündung.

Um die Mittagszeit begannen dann auch zusätzlich noch meine beiden Augen unangenehm zu jucken, und im Spiegel erkannte ich eine starke Rötung meiner Bindehaut.

Offensichtlich erwartete mich eine verhasste Erkältung, jedoch sah ich deswegen noch nicht die Notwendigkeit eines Arztbesuches.

Der folgende Dienstag, 11. März 2020 brachte dann wieder eine neue völlig Überraschung- keinerlei Niesen mehr, auch der so starke Harndrang war komplett verschwunden. Stattdessen hatte ich Halsschmerzen, die in ihrer Intensität an eine Mandelentzündung denken ließen! Sogar meine beiden Ohren waren betroffen und schmerzten bei jeder Berührung. Der Telefonhörer an meinen Lauschern im Büro war kaum zu ertragen! Immerhin hatten meine Augen ihre starke Rötung verloren und schmerzten glücklicherweise auch nicht mehr.

Ich wunderte mich zwar über das sich wandelnde Krankheitsbild, machte mir aber deswegen keine besonderen Sorgen, da es mir ja nicht wirklich schlechter ging, sondern nur täglich anders und meisterte meinen Arbeitstag mit Bravour.

Alle Kollegen hielten großen Abstand von meinem Büro und ich von ihnen sowie auch von den Kunden.

Im Laufe des Tages erfuhr ich übers Radio, dass die WHO wegen der nicht aufhaltsamen Verbreitung von SARS-CoV-2 tatsächlich eine weltweite Pandemie ausgerufen hatte, da aus vielen Staaten auf der Welt inzwischen immer mehr Infizierte und Tote gemeldet wurden.

Als ich mich endlich abends schlafen legte, fragte ich mich insgeheim, was mich wohl nach meinem Erwachen erwarten würde.

Das Erste, was am 12. März 2020 direkt nach meinem Aufstehen geschah, war unerwartet. Ein fürchterlicher Hustenanfall befiel mich, und schüttelte mich regelrecht durch. Es war mir auch eine Viertelstunde später nicht möglich, mir meine Zähne zu putzen ohne mehrmals die Zahnbürste abzusetzen, da der Hustenreiz einfach zu stark war. Allerdings waren auf wundersame Weise alle anderen Beschwerden verschwunden!

Während ich kurz später meinen ersten Kaffee des Tages trank, sinnierte ich lange über die sich täglich abwechselnden Beschwerden: rasende Kopfschmerzen, Niesen, Harndrang, Halsschmerzen, Augen- und Ohrenschmerzen und Husten…

Aber da diese Beschwerden sich ablösten und nicht zusammen auftraten, beschloss ich nur, einfach weiter meiner beruflichen Tätigkeit nachzugehen.

Diesmal jedoch hatte ich wirkliche Schwierigkeiten irgendeiner Arbeit nachzugehen, weil selbst der simple Telefondienst mir nicht mehr möglich war wegen der starken Hustenanfälle, die im Laufe des Vormittags immer heftiger wurden. Die Inhaberin des Unternehmens rief mich im Laufe des Vormittags an und beschloss dann nach ein paar mit mir gewechselten Sätzen, mich einfach direkt nach Hause bzw. zum Arzt zu schicken.

Sie befürchtete, dass ich mich mit der Grippe angesteckt haben könnte und wollte keine weiteren Mitarbeiter wegen irgendeiner ansteckenden Krankheit verlieren, da sie sonst selbst wegen Personalmangels hätte einspringen müssen.

Ich protestierte nicht, sondern packte nur schnell meine sieben Sachen zusammen und verabschiedete mich aus gebührender Entfernung von meinen Kollegen, die mir gute Besserung wünschten.

Knapp vor der üblichen Mittags-Schließung meiner Hausarztpraxis, schaffte ich es hustend bis an die dortige Rezeption.

Umgehend wurde ich von der Mitarbeiterin vor Ort eindringlich gebeten, sofort nach Hause zu gehen, um von dort dann den Arzt anzurufen und nicht wieder in der Praxis zu erscheinen solange ich krank sei.

Weil mein Vater selbst Arzt mit einer eigenen Praxis gewesen war, staunte ich nicht schlecht. Während meines gesamten Lebens hatte ich nur erlebt, dass Ärzte sich persönlich und auf „Sicht" um Kranke kümmern, weil vor der Diagnose die Anamnese steht.

An diesem Tag jedoch lief alles anders…

Höchst verwundert und hustend erfuhr ich kurz darauf am Telefon von meinem Hausarzt, dass das Vorgehen seiner Praxis auf den Empfehlungen des Robert-Koch-Instituts (RKI) beruhte.

Es sollten zum aktuellen Zeitpunkt nur telefonische „Untersuchungen" bei ausnahmslos allen Patienten mit Atemwegserkrankungen stattfinden und im Anschluss dann eine simple Arbeitsunfähigkeitsbescheinigung samt nötigem Rezept per Post versendet werden, um eventuelle Ansteckungen durch das Corona-Virus innerhalb der Praxis zu vermeiden.

Ebenso gab es auch noch einige speziell ausgearbeitete Fragen, die ich beantworten sollte.

Die Antworten darauf sollten den Ärzten dann einen Rückschluss bezüglich einer möglicherweise schon erfolgten Infektion mit dem neuen Corona Virus erlauben.

Die Fragen lauteten:

1) Waren Sie kürzlich in einem Risiko-Gebiet?
2) Hatten Sie Kontakt mit einem Infizierten?
3) Haben Sie Fieber?

Ich musste wahrheitsgemäß alle drei Fragen verneinen, aber als Hotelkauffrau mit ständigem Publikumsverkehr erklärte ich meinem Hausarzt trotzdem, dass sich viele Menschen aus den Risikogebieten in meiner Nähe befunden hätten.

Auch alle Kölner U-Bahnen waren gerammelt voll mit Menschen aus allen möglichen Ländern!

Und woher sollte ich wissen, ob nicht ein Infizierter unter ihnen gewesen war, der es selbst nicht wusste?

Außerdem hatte ich seit meiner Kindheit kein Fieber mehr gehabt, sondern höchstens erhöhte Temperatur.

Weil ich während des Telefonats mehrmals husten musste, erkannte der sehr erfahrene Mediziner, der zusätzlich noch Lungenfacharzt ist, dass es wohl nur ein produktiver Husten war, der mich plagte.

Da der typische Corona-Husten aber als trocken beschrieben wurde, passte er genauso wenig wie die Verneinung aller Fragen, zum beschriebenen Krankheitsbild von mit SARS-CoV-2 Infizierten.

Als ich trotzdem noch einen PCR-Test vorschlug, erklärte er mir, dass er über keinen verfügen würde. Es gäbe einen weltweiten Mangel und momentan auch keinen sachlichen Grund für eine Testung. Die Symptome würde er einem grippalen Infekt zuordnen und ich bekäme sofort per Post eine Arbeitsunfähigkeitsbescheinigung über sieben Tage zugeschickt.

Ich solle mir einfach einen lindernden Hustensaft in der nächsten Apotheke holen und bei einer möglichen Verschlechterung einfach nochmals anrufen.

Sorgen müsse ich mir keine machen, da es laut des Gesundheitsamtes in Köln nur knapp sechzig mit dem Corona- Virus Infizierte gäbe.

Grundsätzlich gab ich ihm Recht, da ich dies auch in der Zeitung gelesen hatte und so beendete er das Telefongespräch mit herzlichen Genesungswünschen.

Ich nahm meinen langhaarigen, großen Hund an die Leine und wir machten zusammen einen langsamen Spaziergang bis zur nicht weit entfernten Apotheke, in der ich mir den empfohlenen Hustensaft kaufte.

Auf dem Heimweg überlegte ich mir, wie ich die nächsten Tage verbringen sollte. Würde der mich plagende, wirklich nervige Husten von etwas anderem abgelöst werden? Oder kam womöglich noch irgendetwas Neues hinzu?

Abends surfte ich noch ein wenig im Internet und bestellte mir nach einiger Lektüre die Ersten Atemschutzmasken meines Lebens! Zwar hatte ich aktuell offensichtlich nur einen banalen grippalen Infekt, aber ich wollte auch keine Superinfektion riskieren.

Schließlich war das neuartige Corona- Virus ja auch noch unter uns! Wenn der menschliche Körper zwei Erreger gleichzeitig bekämpfen muss, kann das schnell zu einer Überbelastung führen und das wollte ich unbedingt vermeiden.

Ich bestellte sie direkt in China, da mir der asiatische Weg zur Eindämmung der Pandemie als der Richtige erschien und es dort interessante Exemplare gab. Es handelte sich um sogenannte *Nano-Silber-Masken*, deren besondere Eigenschaft es ist, Bakterien und auch Viren durch eine spezielle Beschichtung mit Silber Partikeln abzutöten.

Der dort angegebene Schutzfaktor lag bei immerhin 94% und der Preis dieser Masken war mit drei,- € pro Stück mehr als annehmbar, zumal man sie dreißig Mal waschen konnte, bevor die Silberpartikel ihre Wirkung verloren.

Außerdem beschloss ich, mich bis zu meiner Genesung von allem zurückzuziehen und nur noch in Begleitung meines Hundes an die frische Luft zu gehen. Nach einem letzten Schluck Hustensaft verbrachte ich dann eine leider sehr unruhige Nacht.

13. BIS 15. MÄRZ 2020

Am nächsten Morgen fühlte ich mich wie gerädert, da ich des Nachts oft wegen des starken Hustens erwachte und dieser mich auch nach dem Aufstehen weiter begleitete. Aber ansonsten ging es mir, abgesehen von unterschwelligen Kopfschmerzen, gut.

In den morgentlichen Nachrichten des Radiosenders berichtete man von den deutschlandweiten Schließungen der Kitas, Kindergärten und Schulen.

Nach dem ersten, frühmorgendlichen Spaziergang mit meinem großen Vierbeiner ging ich in den nächstgelegenen Supermarkt, um mich für die folgenden vierzehn Tage mit den benötigten Lebensmitteln einzudecken. Es war Freitag, der 13. März 2020, und das Geschäft war ziemlich voll.

Ich wählte besonders viel Obst und Gemüse mit hohem Vitamin C Anteil der Gesundheit wegen, sowie Schokolade, leckeres Marzipan und scharfe Chips für den Wohlfühlfaktor und auch Körnerbrot, Käse und Bio-Eier. Ich beschloss, mit chinesischem Touch zu kochen, und kaufte noch exotische Kokosmilch, extra scharfes Chili-Gewürz sowie Sojasprossen und Pilze.

Die Schlange der Wartenden an der Kasse war lang und ich hatte genug Zeit, um gedanklich die folgenden Tage zu planen.

Ich war sehr froh, dass ich eine freie Nase hatte, gut atmen konnte und auch sonst keinerlei neue Beschwerden hatte und fing jetzt an, mich auf eine freie Woche zuhause zu freuen.

Den Rest des Tages verbrachte ich größtenteils vor meinem Fernseher, nur unterbrochen von zwei kurzen Spaziergängen mit meiner treuen Fell- Nase und auch die Nacht verlief relativ störungsfrei, da der Hustensaft Wirkung zeigte.

Das folgende Wochenende, 14. und 15. März 2020, verlief ruhig, ohne weitere Überraschung über neu auftretende Beschwerden. Mir blieb nur der Husten erhalten, der zwar viel stärker geworden war, aber ansonsten verbrachte ich an beiden Tagen wieder Zeit mit meinem Hund im Freien. Es war zwar sehr kalt, aber schön sonnig, es herrschte kaum Wind und ich wollte unbedingt Vitamin D tanken. Schon als ich ein Kind war, hatte mein Vater mir beigebracht, wie wichtig das Sonnenvitamin für die Gesundheit ist.

Er hatte immer darauf gedrängt, auch bei Krankheit möglichst an die frische Luft zu gehen und Zuhause viel zu lüften, um die beim Niesen und Husten ausgestoßenen Viren oder Bakterien schnell wieder aus dem Haus zu befördern.

In meiner Wohnung standen deshalb rund um die Uhr alle Fenster auf „Kipp-Position", damit ein ständiger Luftaustausch stattfinden konnte und die frische Luft kam natürlich auch meinen leider immer noch vorhandenen Kopfschmerzen zugute.

In Spanien rief die Regierung am 14. März 2020 den Ausnahmezustand aus. In Frankreich durften nur noch systemrelevante Unternehmen wie Supermärkte, Banken und Apotheken geöffnet bleiben.

Ich telefonierte an beiden Tagen mit meiner Familie in Spanien, um mich über die dortige bedenkliche Situation zu informieren, die sich immer weiter zuspitzte.

Ebenso sprach ich auch lange mit meinen Freunden in Frankreich, wo ich viele Jahre gelebt hatte, um mich nach deren Wohlbefinden zu erkundigen. Unabhängig voneinander fanden sie meinen Husten fürchterlich und erzählten mir von den chaotischen Zuständen im jeweiligen Land. Jeden Tag gab es mehr Todesfälle, die alle SARS-CoV-2 bedingt waren und noch immer verstand niemand, was genau der neue unerforschte Erreger im menschlichen Körper anrichtete. Die Krankenhäuser waren total überlaufen und die infizierten Menschen starben teilweise über Nacht, ohne ersichtlichen Grund. Jeder, mit dem ich gesprochen habe, hatte sich zuhause „verbarrikadiert" und verließ die Wohnung nur zum Einkaufen, wenn überhaupt.

Ich war erschüttert, zumal meine italienische Nachbarin auch nur Schlimmes aus ihrem Land zu berichten hatte. Die Szenen der Lastwagen voller Toten verbreiteten sich natürlich durch das Fernsehen, aber meine persönliche Beziehung zu ihr verstärkte die Wirkung dieser Bilder noch um ein Vielfaches.

Am Sonntagmittag, 15. März 2020, beschloss ich für die kommenden Tage vorzukochen, um dann nur noch bei Bedarf die schon fertigen Portionen aus dem Gefrierfach nehmen zu müssen und zu erwärmen.

Gekochte Nudeln, eine Gemüsemischung und Veggie- Hack kamen in eine tiefe große Pfanne und wurden mit der Kokos-Milch übergossen. Als Gewürze nahm ich Salz und das gekaufte Gewürz „Chili-extrascharf" und ließ alles zusammen zwanzig Minuten köcheln.

Zwischendurch schmeckte ich natürlich mein Essen ab und fügte noch mehrmals Chili hinzu, da dessen Geschmack kaum merkbar war. Ich ärgerte mich sehr über meinen Kauf, weil ich mir unter dem Label „Chili-Extra scharf" etwas anderes vorgestellt hatte. Nachdem ich fast die Hälfte der Gewürzpackung verbraucht hatte, fand ich das exotische Gericht endlich lecker und verspeiste anschließend einen Teil davon als Mittags-Mahlzeit, und fror den Rest ein.

Danach räumte ich noch kurz vor mich hin hustend meine Wohnung mehr schlecht als recht auf, bevor ich schön warm angezogen und mit meinem Hund zusammen in die strahlende Märzsonne hinausging.

Zwar fühlte ich mich schlapper als üblich, aber ansonsten war mein allgemeiner Zustand, von dem Husten und den Kopfschmerzen abgesehen, wie immer.

Der Nachrichtensprecher erinnerte die Zuhörer daran, dass Australien soeben die Formel-1 Weltmeisterschaft abgesagt hatte.

In Österreich beschloss das Parlament eine sofortige allgemeine Ausgangsbeschränkung, sowie auch ein Versammlungsverbot und auch der Großteil aller Handels- und Dienstleistungsbetriebe musste schließen.

16. BIS 18. MÄRZ 2020

Der erste Kaffee des Tages war schon immer wichtig für mich. Ich liebe ihn schön stark mit einem Schuss Milch und zusammen mit einer Dosis Nikotin aus meiner E-Zigarette. An diesem sonnigen Montagmorgen, den 16. März 2020, musste ich den frisch aufgebrühten Filterkaffee in meiner Tasse mit zwei gehäuften Löffeln Instant- Kaffee verstärken, um überhaupt etwas zu schmecken. Aber da war auch noch irgendein zusätzlicher Geschmack, der undefinierbar war.

Irgendwie seltsam, unbekannt, metallisch…

Hustend kochte ich mir zwei sieben- Minuten Bio-Eier und als ich sie danach mit Salz bestreut auf einem Brötchen zum Frühstück aß, geschah dasselbe wie bei meinem Kaffee – es schmeckte nach NICHTS. In meinem Mund blieb nur ein leicht metallischer Geschmack zurück!

Nach dieser äußerst sonderbaren, neuen Erfahrung, die wirklich absolut keine Gemeinsamkeiten mit dem „Papp-Geschmack" von Speisen bei einer Grippe oder einem grippalen Infekt hat, war ich erst einmal ratlos.

Hinzu kam offenbar auch noch ein Verlust meines Geruchssinns. Meine Nase war zwar absolut frei, trotzdem schien mein Geruchssinn nicht zu funktionieren, da ich den geliebten Geruch meines frisch aufgebrühten Filterkaffees nicht wahrgenommen hatte.

Normalerweise zog sich der so heiß geliebte Kaffeegeruch durch meine ganze Wohnung, aber heute fehlte er - Was war denn das nun??

Ich beschloss, diese nie erlebten Symptome weiter zu beobachten, aber da sie weder schmerzten noch auf den ersten Blick irgendetwas Schlimmes zu sein schienen, kam es mir auch nicht gefährlich vor.

Ein Problem mit meiner Lunge konnte ich glücklicherweise nicht feststellen, meine Atmung war normal und auch mein praktisches, nur *25,-€ teures Pulsoximeter* bestätigte mir einen Sauerstoffgehalt von 99% in meinem Blut. Also, erst einmal schien alles OK!

In den Nachrichten des Radiosenders wurde andauernd von immer mehr deutschlandweiten Unternehmensschließungen berichtet, die der Eindämmung der Verbreitung des Corona-Virus dienen sollten.

Die betroffenen Mitarbeiter arbeiteten entweder im Homeoffice weiter, oder sie wurden ganz einfach in die vom Staat finanzierte Kurzarbeit geschickt.

Die meisten der Kitas und Schulen waren schon seit einigen Tagen geschlossen und sämtliche Großveranstaltungen, Messen und sonstige Events abgesagt.

Die Anzahl der Corona-Infizierten erhöhte sich täglich und es wurde auf Regierungsebene lange über einschneidende Maßnahmen zur endgültigen Bekämpfung von SARS-CoV-2 debattiert, bis die Bundesregierung allen Bürgern einen in Deutschland bevorstehenden Shutdown ab dem 23. März 2020 ankündigte.

Verschiedene europäische Länder hatten ihre Grenzen schon für Reisende abgeriegelt, um die Infektionen mit dem Virus in ihrem Land besser kontrollieren zu können. Es bildeten sich vor den Grenzen Staus über rund 100 km, da auch alle Lastwagen mit Lieferungen nicht davon ausgenommen waren.

Die USA hatten sich angesichts der dort täglich steigenden Fallzahlen auch schon von dem Rest der Welt abgekapselt, ebenso wie Australien, Neuseeland und Asien.

Auf dem afrikanischen Kontinent war vor allem der Süden vom Wirken des Corona- Virus betroffen.

Zum ersten Mal in der neuzeitlichen Weltgeschichte wurden in allen Kirchen, den Moscheen und Synagogen keine Versammlungen von Gläubigen mehr zugelassen.

Nach einem wieder sonnigen, frischen Tag, an dem mir die Luft in der Kölner Innenstadt klar und rein zu sein schien wie noch nie zuvor, bereitete ich mir stark hustend zum Abendessen eine Portion meines tiefgefrorenen Mahls zu. Wenige Gabeln davon reichten aus, um mir das Ausmaß meines Geschmackverlustes noch einmal vor Augen zu führen.

Trotz besonders viel Gewürz „Chili Extra- Scharf" konnte ich nichts schmecken und nur die Konsistenz der verschiedenen Zutaten machte einen Unterschied zwischen meinen Zähnen aus. Ich aß zwar meine komplette Mahlzeit, aber nur, weil ich ein flaues Gefühl im Magen verspürte, dass ich als Hunger interpretierte und ging früh schlafen.

Die spät in der Nacht auftretenden Magenschmerzen weckten mich auf und waren nur die Vorboten eines starken Durchfalls, der auch noch den gesamten Tag des 17. März 2020 über anhielt. Gezwungenermaßen verbrachte ich den größten Teil des Tages zuhause, nahm eine Tablette gegen die Diarrhö und zusätzlich noch ein Präparat zur Bekämpfung der Magenschmerzen ein. Vielleicht kamen diese ja nur von zu viel Chili, dessen Geschmack ich leider noch nicht einmal wahrnehmen konnte? Gegen Abend war dann endlich der

Durchfall vorüber, ebenso auch die Schmerzen in meinem Magen. Nur der starke Husten hielt sich, wie auch der Geruch- und Geschmacksinnverlust, hartnäckig.

Ich fühlte mich ziemlich groggy und nach einem Vollbad mit viel Schaum ging ich früh schlafen.

Mein knuddeliger, vierbeiniger Belgleiter kam während dieser Zeit auffällig oft zu mir, da er genau spürte, dass es mir nicht besonders gut ging und begnügte sich mit mehreren kurzen Ausläufen.

Am Mittwoch, den 18. März, wurde mir direkt nach dem Ausstehen schwindelig und zu meinem Bedauern schmeckte der wirklich sehr stark aufgebrühte Kaffee zum Frühstück einfach nur flüssig und warm, während der extreme Husten zwischen jedem Schluck kam.

Plötzlich fiel mir an meiner rechten Hand, zwischen Daumen und Zeigefinger, ein ungefähr drei cm großer, fast runder blauer Fleck auf, der wie ein Hämatom aussah.

Ich konnte mich nicht daran erinnern, mich gestoßen zu haben…

Als ich meine Socken anziehen wollte, sah ich auch an meinem großen Zeh eine große, dunkle Verfärbung, die definitiv am Vorabend noch nicht vorhanden war. Schließlich hatte ich mich nach meinem Vollbad vollständig eingecremt und hätte dabei die seltsame Farbe meines großen Zehs bemerken müssen…!

Ebenso war es auch unmöglich, dass ich mich während der Nachtruhe irgendwo gestoßen hatte, weil ich ein großes, weiches Polsterbett besaß, das keine harten Kanten aufwies.

Sehr nachdenklich, stark hustend, müde, ohne Geschmack- und Geruchsinn sowie mit leichtem Schwindel, absolvierte ich noch die übliche früh morgentliche, einstündige Gassi- Runde mit meinem vierbeinigen Haustier und rief danach umgehend in der Praxis meines Hausarztes an. Dieser war jedoch nicht anwesend und so wurde ich mit seiner ärztlichen Vertretung verbunden. Ich beschrieb dem Arzt meine Beschwerden der letzten Tage, und bat ihn ebenfalls um eine erneute Arbeitsunfähigkeitsbescheinigung sowie auch um eine persönliche Untersuchung. Der Mediziner sah jedoch keinerlei drohende Gefahr für mich wegen meiner Beschwerden.

Es stünde mir aber natürlich frei, auch ein Krankenhaus aufzusuchen. Ein persönlicher Besuch in der Praxis sei auf keinen Fall möglich!

Irgendwie frustriert legte ich den Telefonhörer auf, und fühlte mich allein gelassen.

Ich sah noch keinen Grund für einen Aufenthalt in einem der überfüllten Krankenhäuser, aber ganz normal fand ich meinen Zustand auch nicht mehr.

Ich telefonierte mit Freunden und Familie im In- und Ausland bis zur Mittagszeit, um dann ganz plötzlich festzustellen, dass sich auf meinem rechten Unterarm mehrere große, juckende Quaddeln gebildet hatten. Dieses Krankheitsbild war mir zwar wohlbekannt, aber es hatte an diesem sehr kühlen Märztag nichts zu suchen!

Seit meiner frühen Jugend leide ich nämlich an einer seltenen Allergie, die sich „Wärme- und Druck"Urtikaria nennt und welche normalerweise eben nur bei viel Wärme und Druck auftaucht.

Eine Allergie ist immer ein Zeichen für ein überschießendes Immunsystem, welches viel zu stark auf bestimmte Substanzen oder Reize reagiert, die völlig banal sind. Viele stark ausgeprägte Allergien werden oft mit Kortison behandelt, da dieses das Immunsystem „herunterfährt" und Entzündungen bekämpft, so auch meine. Leichtere Fälle werden häufig mit einem Antihistaminikum therapiert.

Jetzt war ich wirklich alarmiert, zumal es mir schien, dass sich der „blaue Fleck" an meiner rechten Hand im Laufe des Vormittags vergrößert hatte. Ich schnappte mir eine stark vergrößernde Briefmarken-Lupe und betrachtete damit minutenlang gründlich das „Hämatom", das ohne ersichtlichen Grund über Nacht aufgetaucht war, ebenso wie sein Pendant an meinem Zeh.

Plötzlich durchfuhr mich ein Gedanke, der mich erschaudern ließ!

Um meine schlimme Ahnung zu überprüfen, pikste ich mir mit einer schnell erhitzten Nähnadel in einen Finger und der herausquellende Blutstropfen hatte die Konsistenz von Sirup. Jetzt war ich mir ganz sicher… Ich hatte definitiv ein Problem mir meiner Blutgerinnung, die normalerweise immer im Norm-Bereich lag und sich momentan offensichtlich in einem hohen Bereich bewegte!

Glücklicherweise wusste ich als Arzttochter um die tödliche Gefahr von Blutgerinnseln, die unter anderem *Thrombosen und Embolien* auslösen konnten und somit einen Herzinfarkt, einen Schlaganfall oder Lungenprobleme.

Urplötzlich und ohne vorherige Ankündigung!

Sofort rannte ich in mein Badezimmer, in dem ich meine Medikamente aufbewahre, schluckte drei Tabletten Aspirin 500mg, die als Verdünner meines Blutes für die Auflösung der Gerinnsel sorgen sollten.

Aspirin ist nämlich nicht nur ein gutes Schmerzmittel, sondern auch ein Blutverdünner. Außerdem fasste ich noch den Entschluss, meinen sich ebenfalls sehr schnell ausbreitenden Urtikaria einfach mit einer Dosis von 5mg Prednison, einem Kortison- Präparat, zu behandeln.

Grundsätzlich sollte man während einer Krankheit das Immunsystem NICHT unterdrücken, da es Antikörper gegen den vorhandenen Erreger bilden soll und muss, aber mir erschien es das einzig Richtige zu sein.

Ich war seit dem Auftreten der ersten Symptome inzwischen schon seit neun Tagen krank und es war keine Besserung eingetreten, sondern es hatten sich nur sonderbare neue Beschwerden gezeigt. Antikörper, gegen was auch immer, hätten sich schon längst bilden müssen. Offensichtlich war mein Immunsystem mit "Etwas" konfrontiert, das es überstrapazierte.

Ansonsten wäre meine seltene Allergie nicht ausgebrochen und so setzte ich mich vor meinen Laptop, um sämtliche aufgetretenen Symptome vom ersten Tag meiner Erkrankung an zu notieren.

1.Tag: Rasende Kopfschmerzen und Harndrang

2. Tag: Dauer- Harndrang und Dauer- Niesen

3. Tag: Starke Halsschmerzen, schmerzende
       rote Augen, Ohrenschmerzen

4. Tag: Starker Husten, Kopfschmerzen

5. Tag: Starker Husten, Kopfschmerzen

6. Tag: Starker Husten, Kopfschmerzen

7. Tag: Starker Husten, Kopfschmerzen

8. Tag: Starker Husten, Kopfschmerzen, Magenschmerzen, Verlust von Geruch- und Geschmacksinn

9. Tag: Starker Husten, Kopfschmerzen, Verlust von Geruch- und Geschmacksinn, Durchfall

10.Tag: Starker Husten, Kopfschmerzen, Verlust von Geruch- und Geschmacksinn, Schwindel, "Hämatom / Blutgerinnsel", Urtikaria

Der **totale** Verlust von Geruchs- und Geschmack sinn und die **Bildung** von „Hämatomen / Blutgerinnsel" waren mit keiner anderen Erkrankung vergleichbar, die mir bekannt war. Zusammen mit der offensichtlich vorhandenen **Immunstörung** passten die Beschwerden auch nicht auf eine Infektion mit dem neuartigen Corona- Virus, wie sie bisher beschrieben worden war.

Selbst im Internet konnte ich nach stundenlangen Recherchen keine Informationen dazu finden und so entschied ich, meine eigene Behandlung ausgehend von einer Immunstörung mit gleichzeitiger Bildung von Blutgerinnseln weiterzuführen. Gerade diese beiden Symptome konnten wirklich gefährlich für mein Leben werden!

Um das Verdünnen meines Blutes voranzutreiben, trank ich dann noch einen Liter Wasser innerhalb von fünf Minuten. Anschließend ging ich für zwei Stunden im Grünen spazieren, was meinen Vierbeiner sehr erfreute und mich völlig auslaugte.

Aber Bewegung ist besser als still liegen, wenn Blutgerinnsel vorhanden sind!

Bei unserer Rückkehr war es fast 17:00 Uhr und ich hatte bisher kaum etwas gegessen. Allerdings hatte ich auch keinen Hunger und schmecken konnte ich sowieso nichts. Ich inspizierte nochmals per Lupe das „Hämatom" an meiner Hand und stellte fest, dass es sich nicht weiter ausgebreitet hatte. Die Umrandung, die ich per Kugelschreiber direkt nach seiner Entdeckung schnell um es herum gemalt hatte, passte noch immer.

Die Quaddeln auf dem Arm hatten sich verkleinert und somit schlug zumindest das Kortison an.

Mit gemischten Gefühlen schmierte ich mir ein Käsebrot, um meinen Magen auf die kommenden Aspirin- Tabletten und das starke Kortison vorzubereiten. Wie schon die Tage zuvor, war nur an der Konsistenz meines Abendessens erkennbar, was ich zu mir nahm.

Geschmacklich hätte es ebenso gut Baumrinde sein können!

An diesem Abend nahm ich nochmals 1000mg Aspirin und 5mg Prednison, bevor ich mich auf eine lange Nacht ohne Schlaf vorbereitete.

Angesichts der Blutgerinnsel erschien es mir wichtig wachzubleiben, um bei einer eventuellen nächtlichen Verschlechterung sofort einen Notarzt rufen zu können. Ich setzte mich in mein Wohnzimmer, in dem ich die übliche, abendliche Dosis meines Hustensaftes einnahm, der mir immerhin etwas Linderung brachte.

Anschließend verbrachte ich die Zeit bis 02:00 morgens damit, im Internet nach Berichten über vergleichbare Corona-Symptome oder Verläufe zu suchen und durchforstete dabei auch die Nachrichten anderer Länder.

Staunend las ich von der Verschiebung der Fußball Europameisterschaft in den Sommer 2021, der immensen Rückholaktion des Deutschen Auswärtigen Amtes von rund 160.000 Urlaubern aus dem weltweiten Ausland, des von der EU verhängten Einreisestopps sowie sehr strengen Kontrollen an den Außen- Grenzen der EU.

Italien war das Land mit den bis dato höchsten Todeszahlen und hatte, wie auch Spanien und Frankreich, schon einen strikten Shutdown verhängt und etwas Vergleichbares würde wohl auch an Deutschland nicht vorbeigehen.

Ein fast komplettes herunterfahren der Wirtschaft gepaart mit einer „Quarantäne Daheim" für jeden, der nicht aus zwingenden Gründen sein Zuhause verlassen musste, war der Standard des angeordneten Shutdown in diesen Ländern.

Homeoffice wurde, wo und wann auch immer möglich, zur neuen Lebensform, ebenso wie ein weitestgehend kontaktarmes Leben, um möglichst Niemanden zu infizieren.

Aus sehr stark von dem Corona- Virus getroffenen Ländern wurden mehrere schwerkranke Covid-19 Patienten per Flugzeug nach Deutschland gebracht, da sie in ihrer Heimat mangels fehlender Intensivplätze vor Ort, keine Überlebenschancen gehabt hätten.

Gegen 02:00 Uhr morgens schaute ich auf meine rechte Hand und das drei cm große „Hämatom" schien mir blasser geworden zu sein. Dasselbe Bild bot auch mein großer Zeh und von den Urtikaria-Quaddeln waren die kleineren so gut wie verschwunden. Ich atmete ganz tief durch und schöpfte Hoffnung auf Besserung.

Um wach zu bleiben, machte ich mir einen Kaffee, der, wie in den letzten Tagen so üblich, keinerlei Geschmacknoten aufwies, jedoch mit seinem Koffeingehalt den gewünschten Effekt erzielte.

Bewaffnet mit meiner E-Zigarette wandte ich mich wieder dem Internet zu und las bis in die frühen Mor genstunden des 19. März 2020 alle auffindbaren Artikel über SARS-CoV-2.

19. BIS 22. MÄRZ 2020

Nach meiner durchwachten Nacht nahm ich sofort morgens um 6:00 Uhr nochmals zwei Tabletten Aspirin 500mg und eine Tablette Prednison 5mg, bevor ich im Dunkeln mit meiner Fell- Nase an der Schleppleine in den Park ging.

Dieser liegt genau auf der gegenüberliegenden Straßenseite meiner Wohnung, ist zwar klein und manchmal überlaufen, aber sehr praktisch für mich als Hundebesitzerin für eine kleine Gassi-Runde. Von meiner Wohnung aus habe ich glücklicherweise einen schönen grünen Blick aus jedem Fenster, der einen die Kölner Innenstadt vergessen lässt.

Glücklicherweise traf ich um diese noch frühe Uhrzeit keine anderen Menschen, konnte auf einer Bank sitzend ungestört einen tollen Sonnenaufgang mit rosa Wolkenbildung beobachten, und mich meinem Hund widmen, der glücklich über die Wiese tollte.

Weil ich keinerlei Appetit, geschweige denn Hunger verspürte, aß ich außer zwei hart gekochten Eiern tagsüber nichts, nahm jedoch abends wieder jeweils eine Tablette Aspirin 500 mg und eine Tablette Prednison 5mg ein.

Die Dosierung hatte ich herunterfahren, da zwischenzeitlich eine deutlich sichtbare Auflösung aller „Hämatome" stattgefunden hatte. Für mich war es der Beweis, dass die "blauen Flecke" Blutgerinnsel waren. Zwar erkannte ich noch das blaue "Hämatom" an meiner Hand und dem großen Zeh, aber der Erfolg meiner Eigenbehandlung war unübersehbar.

Meine Gerinnung sollte aber nicht außer Kraft gesetzt werden, weil dies bei einem möglichen Unfall mit Blutverlust zu anderen Problemen führen könnte. Es könnte schwierig sein, eine Blutung zum Stillstand zu bringen.

Nur eine Normalisierung meiner Blutgerinnung war angedacht!

Natürlich waren Dank des sehr hoch dosierten Aspirins auch die starken Kopfschmerzen verschwunden und die wirklich extrem juckenden Urtikaria Quaddeln verabschiedeten sich glücklicherweise auch. Ich bejubelte das Prednison/ Kortison, das die offensichtlich bei mir vorhandenen Entzündungen bekämpft hatte.

Beruhigt verabschiedete ich den ereignisreichen Tag und startete dann den Abend mit einem Fantasy- Film, um mich vor dem Einschlafen zu entspannen.

Freitag, der 20. März, war der kalendarische Frühlingsanfang im Jahr 2020 und direkt nach dem Aufstehen lernte ich die Abwesenheit meines Geruchssinns zu schätzen.

Mein armer, vierbeiniger Freund hatte nämlich über Nacht starken Durchfall bekommen. Ich hatte nach der zuvor durchwachten Nacht so tief geschlafen, dass ich seine Bemühungen mich zu wecken, nicht bemerkt hatte.

Er meldete sich normalerweise bei mir, wenn er seinen normalen „Bedürfnissen" nachgehen musste, aber diesmal hatte er sich in der gesamten Wohnung entleert! Anscheinend blieb auch nichts mehr in seinem Darm zurück. Er wollte nämlich auch nicht ins Freie, als ich schnell den Mantel überzog und die Wohnungstür öffnete.

Also schaltete ich das Radio an, schnappte mir dann Musik hörend einen Eimer sowie einen Schrubber und begann eine Reinigungsaktion.

Als langjährige Besitzerin verschiedener Haustiere hatte ich einen unempfindlichen und leicht zu reinigenden Bodenbelag in meiner Wohnung, der mir die Säuberungsarbeiten leicht machte.

Das jedoch wirklich Beeindruckende war die Tatsache, dass ich absolut NICHTS roch, obwohl die Menge seiner Hinterlassenschaften immens war! Die Tatsache, dass so ein **totaler** Sinnesverlust überhaupt möglich war, überwältigte mich wirklich!

Bisher hatte ich die Abwesenheit meines Riechvermögens nicht wirklich beachtet, sondern mich einfach nur über die frische, reine Luft in Köln gefreut und den so geliebten Kaffeegeruch vermisst. Aufgefallen war mir vor allem das Fehlen meines Geschmackssinns, das mir täglich aufs Neue negativ aufstieß.

Hinzu kam dieser unterschwellig dauerhaft vorhandene, seltsame Metall-Geschmack, der sich trotz minutenlangen Zähneputzens hartnäckig hielt.

Während ich meine Wohnung wieder komplett auf Vordermann brachte, beschäftigten sich meine Gedanken lange ausgiebig mit dem fehlenden Geruchsinn.

In den vergangenen Tagen hatte ich immer wieder staunend bemerkt, wie rein unsere innerstädtische Luft ohne Abgase „roch" und diesen Zustand wirklich super gefunden.

Und in meiner gegenwärtigen Situation war es nicht nur förderlich, sondern dankenswert, dass ich den Geruch seines Kotes nicht wahrnehmen konnte!

Die einzige Frage, die ich mir stellte, war: Wie lange wird dieser Total-Verlust meines Riechvermögens anhalten?

Der ebenfalls fehlende Geschmacksinn war mir definitiv bedeutend wichtiger und ich wünschte ihn mir schnellstmöglich zurück- weder Speis noch Trank zu schmecken, machte wirklich keinen Spaß! Wo blieb da der Genuss? Ich konnte darin nichts Positives entdecken...

Nachdem ich mit der Säuberungsaktion fertig war, genehmigte ich mir einen Kaffee, der wie üblich nach Nichts schmeckte, aber die Wirkung des starken Koffeins spürte ich nichtsdestotrotz.

Erst jetzt fiel mir auf, dass meine rechte Hand völlig normal aussah, absolut keine Spur mehr von dem „Blutgerinnsel/ Hämatom". Dasselbe betraf auch meinen großen Zeh, den ich natürlich ebenfalls sofort eingehend untersuchte. Jedoch wollte ich meine Eigenbehandlung noch nicht abbrechen und verordnete mir wieder für den Tag eine Tablette Aspirin 500mg und eine Dosis Prednison 5mg, um keinen Rückschlag zu riskieren.

Ich fühlte mich insgesamt bedeutend besser als die vergangenen Tage, was leider nicht für meinen vierbeinigen Freund galt, der genauso lustlos und müde, wie ich es zuvor gewesen war, den größten Teil des Tages auf seinem Hundebett verbrachte.

Erst gegen Abend ging es ihm dann besser und im Laufe eines Spaziergangs in der Dämmerung sammelte ich zwei Kotbeutel mit immerhin halb-festem Kot auf. Auch dieser war völlig geruchlos...

Mein langjähriger Begleiter wollte sogar spielen und forderte mich mit einem Stock im Maul dazu auf, diesen zu werfen. Ich war sehr glücklich über die Verbesserung seines Allgemeinzustandes.

Der 21. März 2020 bescherte mir weder neue Symptome noch eine spürbare Verbesserung des Hustens, aber insgesamt fühlte ich mich schon fitter und unternehmungslustiger. Dasselbe galt ebenfalls für meinen Hund und so verbrachten wir wieder einige Zeit fernab von anderen Menschen an der frischen Luft und ließen uns von der Sonne bescheinen.

Das Aspirin und das Kortison waren natürlich weiterhin meine Behandlungsmethode! Die Wirkung auf meinen Zustand war bemerkenswert.

Sowohl am Samstag wie auch am Sonntag wiederholte ich die tägliche, niedrige Dosis der beiden Medikamente und beschäftigte mich dann näher mit dem in Kürze bevorstehenden Shutdown Deutschlands, der wirklich einzigartig in der Geschichte war.

Die meisten Staaten weltweit befanden sich mehr oder weniger in derselben Situation und schon seit Tagen gab es kaum noch einen internationalen Flugbetrieb. Es war merklich ruhiger geworden in der Millionenstadt Köln. Am Sonntag, den 22. März 2020, verkündete die Bundesregierung ein Kontaktverbot, das helfen sollte, die Pandemie einzudämmen.

Sämtliche Ansammlungen von mehr als zwei Personen aus verschiedenen Haushalten waren ab sofort verboten.

Es drohten sogar drastische Strafen von bis zu 25.000€ bei einer Zuwiderhandlung oder Verstößen gegen eine verhängte Quarantäne.

Der in den darauffolgenden Tagen auf den Weg gebrachte Bußgeldkatalog sollte von der Polizei und dem Ordnungsamt durchgesetzt werden.

23. BIS 27. MÄRZ 2020

Als der erste Shutdown Deutschlands offiziell am Montag, den 23.03.2020, begann, war ich gesundheitlich weiter auf dem Wege der Besserung und erwachte am Morgen ohne Hustenanfall. Zwar hatte ich die Tussis durchaus noch, aber in erträglichem Maß. Den Filterkaffee roch ich ebenfalls nicht, und leider schmeckte ich den geliebten Wachmacher immer noch genauso wenig.

Aber das machte mir keine Angst mehr - ich hatte mich zwischenzeitlich daran gewöhnt.

Ich beschloss, den Tag damit zu verbringen, mir die Großstadt Köln im Ausnahmezustand des ersten Shutdown anzusehen und nach einer obligatorischen Gassi-Runde, setzte ich mich zusammen mit meinem felligen Begleiter ins Auto.

Es war kurz vor zehn Uhr morgens und es befanden sich trotz der Hauptverkehrszeit kaum Autos auf den Kölner Straßen. Alle Hauptverkehrswege der Stadt wie beispielsweise die wichtige Nord-Süd-Fahrt, die Ringe, der Ebert-Platz, die Rhein-Ufer-Straße sowie selbst die Brücken waren wie leergefegt.

Im rechtsrheinischen Köln bot sich dasselbe Bild auf allen großen Achsen und sogar die sonst immer gut besuchten Parks waren völlig menschenleer, soweit ich das von meinem Auto aus beurteilen konnte. So erlebte man die Stadt normalerweise nur am frühen Neujahrsmorgen!

Offensichtlich waren die meisten den häufigen Appellen der Bundesregierung gefolgt. Jeder Bürger war angehalten, seine Wohnung nur für dringende Besorgungen zu verlassen und auch sonst nur so wenig Kontakte wie möglich zu pflegen.

Homeoffice, Homeschooling und Kurzarbeit wurden in Deutschland zum neuen Standard, da nur „systemrelevante" Institutionen und Geschäfte geöffnet blieben.

Vor Supermärkten bildeten sich lange Warteschlangen, weil immer nur eine bestimmte Anzahl von Menschen zeitgleich einkaufen durfte, damit der vorgeschriebene Mindestabstand von 1,5-2,00 Metern eingehalten werden konnte. Menschen mit Masken waren kaum zu sehen, da diese dem medizinischen Personal vorbehalten waren. Es gab nämlich obendrein noch einen weltweiten Mangel an medizinischer Schutzausrüstung aller Art.

Ich war sehr glücklich, dass ich für die nächste Woche versorgt war, weil ich in den letzten Tagen kaum etwas gegessen hatte, und mich deshalb nicht unters Volk mischen musste. Außerdem waren sowieso in den meisten Supermärkten die Regale wie leergefegt: kein Mehl oder Hefe, weder Milch noch Zucker, kaum noch Nudeln und Reis. Auch Dosengerichte, Tiefkühlprodukte und Hygieneartikel wie Seife, Desinfektionsmittel und selbst das Haar- Shampoo waren ausverkauft.

Die WC-Papier Hersteller verzeichneten mit hundertprozentiger Sicherheit die höchsten Umsätze ihrer Firmengeschichte!

Sowohl am 24. März wie auch am 25. März 2020 verbrachte ich wieder Zeit in meinem Auto, um durch die Großstadt zu fahren und die vielen leeren Straßen und Plätze zu fotografieren. Anschließend ging ich mit meinem Hund im Grünen spazieren.

Das Wasser im Rhein, der ja der größte Fluss Europas ist, schien mir so blau und klar zu sein wie nie zuvor! Vielleicht wegen der eingestellten Schifffahrt?

Das Zwitschern der Vögel war viel deutlicher zu hören als vor dem Shutdown, da kein lärmender Verkehr sie übertönte. Ich traf nur sehr selten auf andere Spaziergänger und wenn, dann waren es andere Hundebesitzer.

Die herrschende Ruhe sowie die pure Reinheit der Luft fand ich fantastisch, obwohl mir natürlich bewusst war, dass letztere nur meinem immer noch fehlenden Geruchssinn zu verdanken war.

Da ich es mir gesundheitlich bedeutend besser ging, fing ich an, meinen „arbeitslosen" Lebensabschnitt zu genießen. Wie Millionen Mitbürger, die sich in Kurzarbeit befanden, hatte ich zum ersten Mal seit einer gefühlten Ewigkeit die Zeit, mich um meine persönlichen Belange zu kümmern.

Ich skypte mit meinen Freunden, um diese auch sehen zu können, führte eine wahre Tiefenreinigung meines Autos durch und dekorierte auch meine Wohnung um.

Endlich hatte ich die Zeit, um wieder ein gutes Buch zu lesen und beschloss, selbst eines zu verfassen.

Die meisten krankheitsbedingten Beschwerden waren verschwunden, nur der extrem starke Husten sowie auch der Verlust meines Geruch- und Geschmacksinns hielten sich noch immer unverändert.

Währenddessen sagte Japan die Olympischen Spiele 2020 ab und verschob sie auf den Sommer 2021.

In den Vereinigten Staaten von Amerika beschloss der Senat ein sofortiges Konjunkturpaket in Billionenhöhe und die deutsche Regierung versprach wirtschaftliche Hilfen für Firmen, Selbständige und Kurzarbeiter, die sich auf rund 160 Milliarden Euro summierten.

In Spanien gab es tatsächlich zum ersten Mal mehr Corona-Tote als in China/Asien und in Indien wurde ein Quarantäneverstoß mit zwei Jahren Gefängnis bestraft.

In England machte man die Corona- Infektion von Prinz Charles bekannt, der sich sofort danach in Quarantäne begab.

Auch den Premierminister Boris Johnson traf das Virus- bis zu jenem Tag hatte die Regierung noch keine besonderen Schutzmaßnahmen wegen des Virus erlassen, aber das sollte sich nach der Erkrankung des Premierministers ändern. Er rang mehrere Tage auf einer Intensivstation mit dem Tod, bevor er direkt nach seiner Genesung einschneidende Schutzmaßnahmen einführte.

In Deutschland traten leider ebenfalls täglich mehr Infektionen mit dem neuen Corona Virus auf und tragischerweise verstarben immer mehr Menschen.

Am Freitag, den 27. März 2020, traf ich zufällig auf meinen Hausarzt, der vor einer Bäckerei auf Einlass wartete. Ich freute mich sehr, ihn zu sehen und berichtete ihm schnell von meiner erstaunlichen Krankheit samt ihren seltsamen Beschwerden.

Er schaute mich konsterniert und mit großen Augen an, als er von dem totalen Verlust meines Geruch-

und Geschmacksinns hörte. Dann erklärte er mir, dass gerade diese Symptome zwischenzeitlich als bedeutender Hinweis auf eine Infektion mit dem Corona-Virus galten.

Ich war zuerst einmal völlig sprachlos, bevor ich einen kleinen Jubelschrei losließ. Ich hatte diese Krankheit anscheinend gehabt und besiegt... aber es blieben viele offene Fragen!

Warum hatte ich gar keine Lungenentzündung bekommen, die doch angeblich das gefürchtete Hauptmerkmal von Covid-19 sein sollte?

Und was war mit all den anderen Beschwerden, die ich im Laufe der letzten vierzehn Tage gehabt hatte?

Waren diese ebenfalls bekannt bei einer Infektion mit SARS-CoV-2?

Ich beschrieb ihm genau, wie ich die Blutgerinnsel identifiziert und mit dem Aspirin behandelt hatte.

Dasselbe tat ich natürlich ebenfalls bezüglich meiner Behandlung mit dem Kortison, das ich wegen meines offensichtlich stark überschäumenden Immunsystems genommen hatte.

Mein Arzt konnte diese beiden "Probleme" nicht als ihm bekannte Covid-19 Symptome einordnen und versicherte mir, weder in der medizinischen Fachliteratur etwas darüber gelesen, noch im Austausch mit Kollegen etwas davon gehört zu haben.

Die wirklich tiefe, innere Gewissheit, die sich in diesem Augenblick in mir ausbreitete, war, dass all meine Beobachtungen an mir selbst den gesamten Verlauf der oft tödlich endenden Infektion mit dem Corona Virus erklären würden.

Eindringlich bat ich meinen langjährigen Hausarzt, das von mir Gehörte nicht zu vergessen!

Sollte er in der Zukunft andere Patienten mit ähnlichen Beschwerden haben, so wäre auf jeden Fall ein Blutverdünner der erste Ansatz bei einer Behandlung, um bei den betroffenen Patienten die lebensbedrohlichen Thrombosen und Embolien zu vermeiden.

Ich war mir ganz sicher, dass das neue Corona- Virus das Immunsystem auf irgendeine Weise angreift oder auch dafür sorgt, dass dieses den Betroffenen mehr schadet als nutzt. Auch ließ mein Krankheitsverlauf auf einen Befall des Gehirns sowie des Zentralen Nervensystems mit dem Virus denken.

Die Krankheit betraf nicht nur die Lunge, sondern auch andere Organe! Meine Nieren hatten ja zu Beginn der Erkrankung extrem viel Flüssigkeit ausgeschieden, was völlig anormal war für meine Verhältnisse.

War es einfach nur reines Glück, dass die Funktion meiner Lunge nicht eingeschränkt worden war?

Oder verdankte ich dem hochdosierten Aspirin und dem Kortison womöglich sogar mein Leben?

Möglicherweise verursachte ja das unerforschte Virus bei unzähligen Menschen weltweit dieselben Probleme wie bei mir!?

Um mir auch gänzlich sicher zu sein, dass er meine Ausführungen richtig verstanden hatte, wiederholte ich sie nochmals eindringlich.

Er war höchst erstaunt über meinen Bericht, den er zukünftig auf keinen Fall vergessen sollte, und wir verabschiedeten uns sehr nachdenklich und voller neuer Eindrücke voneinander.

28. MÄRZ BIS OKTOBER 2020

Gegen Ende des Monats März 2020 fühlte ich mich, bis auf den verbliebenen Husten und einer sehr starken Müdigkeit, wieder gesund.

Mein Geruchssinn war, ebenso wie auch mein stark vermisster Geschmacksinn, endlich wieder zurück!

Anfang April 2020 musste ich dann leider noch von zwei Todesfällen aus meinem Bekanntenkreis erfahren sowie von einem sehr schweren Krankheitsverlauf bei einem kleinen, vierjährigen Jungen.

Im April waren die Krankenhäuser in Deutschland abgeriegelt wie eine Festung und alle Besuche von Patienten waren strikt untersagt.

Das kleine Kind hat mehrere Wochen alleine in einem Krankenhaus verbringen müssen, was in diesem Alter eine schlimme Erfahrung ist. Die bei ihm aufgetretenen Beschwerden ließen überhaupt nicht auf eine Infektion mit dem neuen Corona-Virus schließen. Erst ein PCR- Test brachte dann die Gewissheit, wobei sein Krankheitsverlauf ein gänzlich anderer war, als es zumeist bei Erwachsenen der Fall ist.

Es begann bei ihm mit einfachen Magenschmerzen, Erbrechen und Durchfall. Im weiteren Verlauf seiner schweren Erkrankung kamen noch ganz andere Probleme hinzu, sodass er letztendlich per Krankenwagen und schon bewusstlos in eine Lungenklinik eingeliefert werden musste. Die Ärzte sahen in seinem Krankheitsbild eine gewisse Ähnlichkeit mit einer Krankheit Namens „Kawasaki-Syndrom" sahen.

Er hat die lange, einsame Zeit seiner Krankenhausbehandlung tapfer überstanden und ist völlig genesen.

Seitdem wurden diese Beschwerden weltweit schon

häufiger an jungen Kindern beobachtet, die positiv auf SARS-CoV-2 getestet wurden.

Bei den beiden Verstorbenen handelt es sich zum einen um einen 60-jährigen Nachbarn, der offiziell immer gesund gewesen war. Er wurde positiv auf das Virus getestet, hatte aber zu jenem Zeitpunkt noch keine auffälligen Symptome und so wurde er nur unter häusliche Quarantäne gestellt, um sich auszukurieren. Wenige Tage später, und immer noch nur relativ leicht erkrankt, fanden ihn dann seine stark geschockten Angehörigen morgens tot in seinem Bett liegend – er war einfach über Nacht gestorben.

Der andere Verstorbene war sogar selbst Arzt, und ich kannte ihn schon seit fünfundzwanzig Jahren.

Er hatte eine nur leichte Erkältung, die er selbst als solche eingeordnet hatte. Nur ein Schnupfen mit leichtem Husten, sonst verspürte er mehrere Tage keinerlei andere Beschwerden, wie mir mitgeteilt wurde.

Auch er wurde plötzlich und völlig unerwartet über Nacht aus dem Leben gerissen.

Anderen Menschen überall auf der Welt ist es leider ebenso ergangen– allein in dem US- Staat New York starben bis Ende April 2020 rund 12.000 Personen an dem Corona- Virus. Die Bilder der Geisterstadt New York City erschienen in allen Nachrichten und erinnerten an einen Horror Film.

Die Krankenhäuser waren so überlastet, dass Lazarettschiffe des Militärs zur Hilfe eilen mussten und der Autobauer General Motors wurde per Kriegswaffengesetz zur Produktion von Beatmungsgeräten verpflichtet.

Viele bekannte Artisten formierten sich per Internet zu einer Spendengala.

Der weltbekannte Eifelturm in Paris stand in einer verlassenen Weltmetropole.

In Frankreich gab es eine von der Polizei und dem Militär kontrollierte strenge Ausgangsperre. Jeder Bürger musste immer einen sogenannten „Passierschein" ausgefüllt bei sich tragen. Aus diesem musste jederzeit ersichtlich sein, warum und wohin man sich bewegte.

In Spanien durften die Menschen ihre Wohnungen gar nicht verlassen, außer den wenigen Personen, die weiterarbeiteten und natürlich auch zum Einkaufen.

Meine vierundachtzig- jährige Patentante wagte es nach langen Wochen der Isolation und auch erst gegen 23:00 Uhr abends, ihr Haus zu verlassen. Niemand war zu sehen und sie wollte endlich wieder frische Luft atmen. Der nur minutenlang dauernde Spaziergang hat sie letztendlich mehrere hundert Euro gekostet…

In Italien war die wunderschöne Hauptstadt Rom ebenfalls komplett verwaist und Papst Franziskus zelebrierte die erste Ostermesse ohne Gläubige auf einem menschenleeren Petersplatz.

Wladimir Putin beschloss, sein Land für den gesamten Monat April „zu schließen"und so versank auch die Sowjetunion in kompletter Stille, ebenso wie Lissabon in Portugal oder die meisten Städte Südamerikas.

Mein Hausarzt entschied sich im Monat April 2020 dazu, mehrere Covid-19 Patienten persönlich und in deren Wohnungen zu behandeln.

Seine Aktion begann mit einem Hausbesuch einer sich krank fühlenden älteren Frau, die dann positiv auf das neue Corona- Virus getestet wurde. Bekleidet mit einem Schutzanzug, therapierte er in den darauffolgenden Wochen auch noch andere Covid-19 Patienten, die alle nicht in ein Krankenhaus mussten.

Sie alle überstanden die Krankheit problemlos und waren ihm sehr dankbar für seine rasche Intervention und Hilfe. Er selbst wurde nicht angesteckt, da er die notwendigen Vorkehrungsmaßnahmen ergriffen hatte.

Im späten Frühjahr 2020 wurden von den Regierungen der meisten Länder weltweit diverse Hygiene- Regeln und Konzepte erstellt, die jedes Unternehmen und auch alle Privatleute umsetzten mussten, damit es nach dem Ende des Shutdown in Europa im Sommer 2020 möglichst keine zweite Kranken- Welle geben sollte.

Die Geschäfte führten alle Plexiglas- Abtrennungen ein, um die Mitarbeiter zu schützen, die exponiert mit viel Publikumsverkehr arbeiteten.

Alle Besucher von Restaurants und Friseursalons oder auch von Sonnenstudios mussten zwecks strenger Kontaktverfolgung ihre Adressen hinterlassen.

Oft fanden sich "Türsteher" vor den vielen Supermärkten, die kontrollierten, ob auch alles ganz korrekt eingehalten wurde.

Außerdem sollten noch Atemschutzmasken von allen Personen getragen werden, die sich in geschlossenen und auch öffentlichen Räumen aufhielten. Weil es immer noch einen weltweiten Mangel an medizinischen Masken gab, benutzten die allermeisten Menschen einfache Stoffmasken.

In den USA starb am 25. Mai der Afro- Amerikaner George Floyd während einer Polizeikontrolle.

Ein Polizist kniete acht Minuten auf seinem Hals

und der langsam erstickende Mann flehte bis zu seinem Tod darum, losgelassen zu werden, da er nicht atmen könne. Nach diesem Vorfall folgten in den gesamten USA schwere Unruhen und Proteste. Die von Video-Kameras aufgenommenen Bilder gingen um die Welt.

Wochenlange und auch weltweite Demonstrationen gegen Polizeigewalt und Rassismus unter dem Motto „Black Lives Matter" folgten.

Während der wieder viel zu trockenen Sommermonate normalisierte sich das Leben in Europa allmählich, die Grenzen wurden geöffnet und Urlaubsreisen waren wieder genehmigt. Es wurde wie zuvor kreuz und quer um den Globus geflogen, die Hotels und Restaurants hatten endlich wieder Gäste und diese freuten sich über ihre wieder gewonnene „Freiheit".

Viele Menschen wähnten sich in Sicherheit vor einer Ansteckung mit dem reisenden Corona-Virus, obwohl es zeitgleich in den USA und Brasilien tausenden Menschen pro Tag den Tod brachte. Die Verstorbenen mussten tagelang in Kühlwagen auf dem Gelände der Krankenhäuser „zwischengelagert" werden, weil die Beerdigungsinstitute einfach zu überlastet waren.

Es gab teilweise keine Bestattungen mehr, sondern nur noch Massengräber.

Der Präsident von Brasilien, Jair Bolsonaro, erkrankte auch an Covid-19, änderte seine Politik bezüglich der Bekämpfung des virulenten Corona Virus deswegen jedoch nicht. Er unterstützte leider auch weiterhin das Zerstören des grünen "Amazonas- Regenwaldes", der in den letzten 70 Jahren rund die Hälfte seiner Fläche verloren hat.

Im riesigen Hafen von Beirut im Libanon fand eine

katastrophale Explosion statt, die mehr als 6000 Verletzte und rund 180 Tote verursachte.

Im September brannte das total überfüllte Flüchtlingscamp „Moria" auf der schönen griechischen Insel Lesbos ab und tausende Asylsuchende waren urplötzlich obdachlos.

In den Vereinigten Staaten von Amerika traf das reisende Virus im Oktober auf den Präsidenten Donald Trump, der sich einer 650.000 Dollar teuren Behandlung in einem Krankenhaus unterzog und fast gesund entlassen wurde.

Gleichzeitig bildeten sich europaweit diverse Gruppierungen, die umgangssprachlich als „Corona-Leugner" bezeichnet wurden, und diese stellten die Existenz von SARS-CoV-2 schlichtweg infrage.

Laut einigen unter ihnen wurde das Corona- Virus über das neue G5-Telefonnetz übertragen und wieder andere vermuteten eine geheime, weltweite Verschwörung der Regierungen, um die Menschheit zu dezimieren.

Auch Bill Gates, der bekannte Gründer von Microsoft, sollte eine Mitschuld an dem ganzen Desaster tragen. Wegen seiner Spende in drei-stelliger Millionenhöhe, welche die Entwicklung von Impfstoffen voranbringen sollte, verbreiteten sie folgenden Verdacht: Es wurde schon lange von ihm geplant, die Menschheit mithilfe der Impfung zu chippen, damit sie von ihm und den Regierungen ferngesteuert werden könnten.

Andere Gruppen nannten sich „Querdenker", die zwar eine Gefahr im Virus sahen, aber diese sei angeblich so minimal, dass sie kaum erwähnenswert war. Unzählige Demonstrationen mit zum Teil tausenden von Teilnehmern fanden statt, bei denen oftmals keinerlei

Hygiene-Vorschriften eingehalten wurden und somit auch die Polizisten gefährdeten, die solche Veranstaltungen begleiten mussten.

Während die Unternehmen in Deutschland und anderen europäischen Ländern mit häufig hohem, finanziellem Einsatz wirklich alles versuchten, um Ansteckungsrisiken für ihre Kunden und die Mitarbeiter zu minimieren, wurden all diese Demonstrationen von den Deutschen Gerichten für rechtsgültig erklärt.

Während in den USA und Südamerika noch immer mehrere tausend Personen pro Tag mit, an und wegen Sars-Cov-2 verstarben, hatten die meisten asiatischen Länder sowie Neuseeland Ende 2020 eine fast hundertprozentige Eindämmung der Krankheit zustande gebracht.

Die zuletzt genannten hatten weder so hohe Sterbefälle wie Europa noch hat die Wirtschaft nennenswerte Schäden genommen.

NOVEMBER BIS DEZEMBER 2020

Vom 02. November 2020 an befand Deutschland sich leider nochmals in einem von der Regierung eingeführten, sogenannten „Lockdown-Light", da sich die Infektionszahlen, die über die Sommermonate gesunken waren, wieder extrem erhöht hatten.

In den Vereinigten Staaten wurde der Republikaner Donald Trump als Oberhaupt des Landes abgewählt und der neue demokratische Präsident, Joe Biden, versprach eine andere politische Führung als sein Vorgänger.

Die Impfstoffe der Unternehmen BioNTech und Pfizer haben es in den USA bis in die Prüfung der amerikanischen Zulassungsbehörde geschafft, ebenso auch die der Unternehmen Moderna und AstraZeneca.

Der "Tot-Virus" Impfstoff aus China wurde in den Vereinigten Arabischen Emiraten geprüft und in China selbst schon verabreicht.

In Dänemark und anderen Ländern wurden Millionen von Nerzen vorsorglich getötet, weil sie eine neue Corona- Virus Mutation in sich trugen.

Es wurde befürchtet, dass diese auf den Menschen überspringen könnte. Den Tieren selbst ging es gut...

Bei einem Amoklauf in Wien / Österreich tötete ein Bewaffneter vier Menschen und verletzte viele weitere auf offener Straße. Er wurde im weiteren Verlauf der Ermittlungen als ein Anhänger des IS identifiziert und auch in Deutschland gab es kurz nach diesem Anschlag mehrere Wohnungsdurchsuchungen bei weiteren Verdächtigen.

Am 16. Dezember 2020 wurde dann noch ein zweiter „harter Shutdown " in Deutschland eingeführt, da die Zahlen der Toten täglich stiegen.

Die Sterbefälle bezifferten sich Mitte des Monats schon auf rund 1000 Menschen pro Tag. Es gab in manchen Städten keine freien Intensivbetten mehr und Patienten wurden mangels sofortiger Behandlungsmöglichkeiten abgewiesen. Das medizinische Personal arbeitete schon seit geraumer Zeit am Rand der Erschöpfung.

Die allgemeine Stimmung der Menschen schien bedeutend schlechter geworden zu sein, als sie es ein paar Monate zuvor gewesen war.

Ich habe leider auch persönlich erlebt, wie renitente Maskenverweigerer in einem U-Bahn Waggon mehrmals extra andere Menschen angehustet und sich über die Maskenträger lustig gemacht hatten. Einmal hat dies Verhalten sogar zu einer Schlägerei geführt, in die ich selbst auch verwickelt wurde.

Sie hat mit einer Festnahme der Maskenverweigerer geendet und an jenem Tag wurde mir schlagartig klar, wie fit ich wieder war!

Die wunderschöne Vorweihnachtszeit war geprägt durch fehlende Weihnachtsmärkte sowie geschlossene Zoos, Museen, Kinos und Theater.

Wieder einmal war ein Haarschnitt nicht möglich und wer noch Weihnachtsgeschenke für seine Liebsten kaufen wollte, konnte dies nur per Internet erledigen, da auch der gesamte Einzelhandel seine Pforten geschlossen hatte.

Eine neue, wohl noch bedeutend ansteckendere Virus- Mutation tauchte auf der britischen Insel auf und sämtliche Verkehrsverbindungen wurden gekappt.

Auch in Südafrika tauchte die dieselbe Variante des unerforschten SARS-CoV-2 Virus auf und verursachte einen Einreisestopp, bis sie trotzdem auch in Deutschland ankam.

Alle Gottesdienste zum Weihnachtsfest wurden in kleinem Rahmen oder auch nur per Internet zelebriert. Sämtliche Familienfeiern wurden kurzfristig per Regierungsanweisungen komplett "umgestaltet" und durften nur in sehr kleinem Kreis stattfinden.

Das übliche Feuerwerk an Silvester wurde komplett untersagt.

Jeder wartete auf eine positive Wende im Jahr 2021, in dem auch das lange erwartete Impfen der ersten Bevölkerungsgruppen starten sollte.

Kann eine bessere Zukunft erhofft werden?

NACHWORT

Glücklicherweise bin ich wieder völlig gesund und habe auch keine krankheitsbedingten Folgeschäden zu beklagen, wie es bei anderen Menschen der Fall ist.

Ich rieche wieder die Abgase der Autos in der Luft und der morgentliche Kaffee schmeckt super.

Das während meiner Erkrankung vorgekochte Gericht mit dem Gewürz namens „Chili- Extra scharf", hat sich nach meiner Genesung als ungenießbar erwiesen - Feurig, wie eine Speise für Drachen!

Der Husten blieb mir bis in den Mai 2020 erhalten, und eine starke Abgeschlagenheit hat über einige Wochen zu einem stark erhöhten Schlafbedürfnis geführt. Meine Gedächtnisdefizite während der Höchst-Phase der Krankheit sind vor allem meinen Freunden aufgefallen und waren glücklicherweise im Mai wieder komplett verschwunden.

Ich kann nur bestätigen, dass es sich um eine potenziell tödlich verlaufende Erkrankung handelt, die heimtückisch über Nacht einen sehr schweren Verlauf nehmen kann. Mein Glück war es, von meinem Vater so vieles über Medizin und Medikamente gelernt zu haben und das Thema mich auch sehr interessierte. Nur deswegen war ich in der Lage, die Blutgerinnsel an mir selbst zu erkennen und frühzeitig zu behandeln.

Sie befanden sich ja auch glücklicherweise sehr gut sichtbar an meiner rechten Hand und dem großen Zeh, was nicht unbedingt bei anderen Personen der Fall ist!

Solche Blutgerinnsel können sich auch in den tiefen Bein-Venen bilden. Wenig Bewegung verstärkt das Risiko, sie zu bekommen, noch.

In meiner Jugend habe ich meine sehr seltene Allergie oftmals verflucht, weil sie mich in den heißen Sommermonaten eingeschränkt hatte.

Nur Kortison konnte den sich den am ganzen Körper bildenden Quaddeln Einhalt gebieten, aber dieses Medikament hat bei einer Langzeit- Therapie Nebenwirkungen. Ich habe es immer mit großer Vorsicht und nur bei reellem Bedarf eingenommen.

Nun war ich mehr als froh, dass ich es gehabt hatte! Nachdem die Forschung weltweit letztendlich festgestellt hat, dass das neue Corona-Virus tatsächlich alle Symptome (und noch mehr!) hervorruft, die ich selbst hatte, weiß ich, dass meine seltene Allergie mich tatsächlich während meiner Corona- Infektion vor dem schon beginnenden Zytokin- Sturm gewarnt hat.

Zusammen mit den sehr seltsamen " Hämatomen " und den einfach verschwundenen Sinnen von Geruch- und Geschmack waren sie wirklich zu auffällig!

Wer weiß, was passiert wäre, wenn sich mein schon überreagierendes Immunsystem noch weiter hoch gesteigert hätte?!

Eine frühzeitige Behandlung der Covid-19 Patienten könnte Leben retten und die anderen Menschen vor einem drohenden wirtschaftlichen Kollaps bewahren!

Die Folgen der Corona- Pandemie, der möglichen neuen Shutdowns und Maßnahmen sind nicht absehbar- und zwar weltweit!

DAS BUCH EXISTIERT IN MEHREREN SPRACHEN, AUCH ALS EBOOK.

Englisch:　　Hello doctors, politicians and others…
Französisch: Chers médecins, politiciens et autres…
Spanisch:　　Hola médicos, políticos y otros…
Deutsch:　　Hallo Mediziner, Politiker und Andere…

ÜBER DEN AUTOR

Maria Vesuvio ist zweisprachig aufgewachsen und lebt aktuell in einer Großstadt in Deutschland.

Sie hat zuvor schon in anderen Ländern gelebt, ist viel gereist und politisch engagiert.

Das Schreiben war immer eines ihrer Hobbys, zu denen auch Sport, Musik und Tiere gehören.

Ihre Bücher übersetzt sie selbst.

Hallo Mediziner, Politiker und Andere…

Hallo Mediziner, Politiker und Andere…

www.ingramcontent.com/pod-product-compliance
Lightning Source LLC
Chambersburg PA
CBHW070506220526
45467CB00002B/595